TRAITEMENT

DE

LA SCARLATINE ET LA ROUGEOLE

MALIGNES

PAR

LES BAINS FROIDS

PAR

Le Dr Gustave GUÉRIN

De la Faculté de Paris,
Ancien externe des hôpitaux.

PARIS

IMPRIMERIE DE LA FACULTÉ DE MÉDECINE
A. DAVY, Successeur de A. Parent
52, rue Madame, 52

1890

TRAITEMENT

DE

LA SCARLATINE ET LA ROUGEOLE

MALIGNES

PAR

LES BAINS FROIDS

PAR

Le Dʳ Gustave GUÉRIN

De la Faculté de Paris,
Ancien externe des hôpitaux.

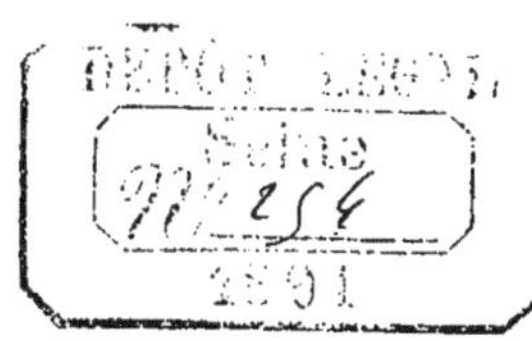

PARIS

IMPRIMERIE DE LA FACULTÉ DE MÉDECINE

A. DAVY, Successeur de A. Parent

52, rue Madame, 52

1890

TRAITEMENT

DE LA

SCARLATINE ET LA ROUGEOLE

MALIGNES

PAR LES BAINS FROIDS

AVANT-PROPOS

L'emploi des bains froids dans la fièvre typhoïde est aujourd'hui d'un usage courant. Frappé des succès acquis par ce mode de traitement, frappé aussi de la similitude qui existe entre la typhoïde, la scarlatine et la rougeole au point de vue des accidents, encouragé au surplus par les succès obtenus dans ces deux dernières maladies par la balnéation réfrigérante, nous avons cru utile de confondre jusqu'à un certain point ces fièvres éruptives dans le même mode de traitement. L'idée n'est pas nouvelle d'ailleurs; nous avons voulu seulement condenser dans ce travail les aperçus et les travaux des maîtres dans les hôpitaux. Heureux, si avec quelques observations inédites, nous parvenons à généraliser la méthode et à la faire accepter avec moins de répugnances. Notre travail et nos efforts n'auront pas été ainsi complètement inutiles.

Mais, avant de commencer, nous ne saurions dissimuler la satisfaction que nous éprouvons à rendre hommage à nos maîtres dans les hôpitaux.

M. Siredey, médecin à Lariboisière, voulut bien nous témoigner quelque sympathie en souvenir de son amitié pour notre excellent père. Nous avons pendant l'année de stage passée dans son service, beaucoup profité de son expérience et de son savoir. Deux ans après, pendant que nous étions son externe, la mort nous a privé de son affection et de son enseignement. Que sa famille reçoive ici, l'hommage respectueux de notre reconnaissance.

Nous ne saurions, du nom vénéré de M. Siredey, séparer celui de M. le Dr Coffin qui a guidé nos premiers pas dans des études aussi difficiles. Il a été notre conseiller de tous les jours ; son affection et son dévouement ne nous ont pas un seul instant fait défaut. Qu'il reçoive le plus sincère témoignage de notre vive reconnaissance.

M. Rendu, professeur-agrégé, médecin à l'hôpital Necker, nous a montré pendant l'année que nous avons passée dans son service, ce que la persévérance et l'esprit d'observation peuvent dans les diagnostics difficiles. Nous lui aurons toujours beaucoup de gratitude de nous avoir fait profiter de sa grande expérience clinique.

M. Humbert, professeur agrégé de la Faculté, fut pour nous un maître bienveillant et affable. Pendant l'année de notre externat, il inaugura à l'hôpital du Midi des cliniques d'une rare clarté.

M. le Dr Netter, professeur agrégé, nous a montré pendant une année passée avec lui, tout le parti que le médecin peut tirer des études bactériologiques. Sa grande érudition nous a beaucoup profité.

Nous sommes heureux et fier d'avoir assisté à l'enseignement de M. le professeur Richet et de M. le professeur Tillaux.

C'est grâce aux conseils et à l'expérience de M. Juhel-Rénoy que nous avons pu mener à bonne fin ce travail. Nous ne lui aurons jamais assez de reconnaissance.

Le Dr Ernest Coffin, qui fut notre interne à l'Hôtel-Dieu et à Lariboisière, ne nous a jamais ménagé ni son temps ni sa peine. Nous sommes content de l'en remercier.

Nous sommes très reconnaissant à M. le professeur Straus d'avoir bien voulu nous faire l'honneur d'accepter la présidence de cette thèse.

Nous serions ingrat si nous n'inscrivions ici les noms de ceux qui ont contribué à nous faire entrer dans la carrière : M. l'abbé Séguin. professeur de rhétorique à Joigny et M. l'abbé Plard ont droit à tous nos remerciements.

HISTORIQUE

Il faudrait remonter à Hippocrate et à Gallien pour trouver l'emploi de l'eau froide comme traitement dans les grandes pyrexies. Currie, médecin d'Édimbourg, étudia le premier cette méthode, l'appliqua d'une manière scientifique, l'imposa malgré les répulsions qu'elle inspirait. Currie cependant eut des précurseurs.

Les médecins de Java et de Batavia ont, d'après Kœmpfer, employé constamment avec succès les ablutions. Edwards Ives, chirurgien anglais, raconte que dans l'Hindoustan, les lotions d'eau froide sont couramment employées.

En 1725, un capucin de Malte pratiquait des frictions avec de la glace dans certaines maladies fébriles, telles que la variole et la fièvre pourprée.

En 1754, à Breslau et à Leipzig, Hahn étudie les divers procédés d'application de l'eau. « Depuis quelques années, dit-il, que je traite par l'eau froide les malades atteints de rougeole et d'autres éruptions, je n'en ai pas vu mourir un seul. »

Brandreth, Duncan, Gérard, Mac Lean, Grégory, Watson, médecins écossais, traitent par l'eau froide, le typhus, la scarlatine, la variole, les fièvres nerveuses.

En 1797, parut à Liverpool l'ouvrage de Currie (Recherches médicales sur les effets de l'eau froide et chaude dans le traitement des fièvres et autres maladies). Frappé des succès qu'il avait obtenus dans le typhus épidémique par l'emploi de cette méthode, ce médecin n'hésita pas à le mettre en usage dans la scarlatine. Dans l'épidémie de scarlatine qui régna à Liverpool de 1881 à 1884, 150 malades furent traités par Currie avec succès. Le procédé qu'il emploie est celui des affusions froides avec de l'eau à 5 ou 10° et d'une durée de deux à cinq minutes. Les superbes résultats obtenus par Currie firent triompher sa méthode.

En 1808, Kolbany, de Presbourg, soigna 38 malades, pas un ne succomba. Depuis, dans un mémoire adressé à la Société médicale d'Erlangen, Kolbany affirma avoir traité plus de 100 malades, sans en avoir perdu un seul.

En 1809 et 1810, dans uue épidémie qui régna à Biefied, le Dr Nasse employa les lotions froides chez 15 malades ; tous guérirent sans accidents.

Petz traite avec succès 5 malades au moyen de lotions faites avec une éponge trempée dans de l'eau froide. Nous devons ajouter qu'elles échouèrent chez un enfant traité à toute extrémité.

Horn a aussi employé avec succès les affusions froides sur la tête pendant que le malade était plongé dans un bain ; dans des cas de scarlatine compliquée, d'accidents cérébraux.

Citerai-je Kreyssig, Frohlich, Harder, Martins et Thaër ? Ce dernier a employé avec le plus grand succès les lotions froides dans les cas où il existait du délire, des vomissements fréquents, une fièvre vive et beaucoup d'agitation.

En France, il faut remonter à 1843 pour voir appliquer la méthode de Currie.

Rilliet et Barthez, dans leur traité sur les Maladies des Enfants, se déclarent partisans de l'eau froide « lorsque les accidents cérébraux se manifestent dans les premiers jours de la scarlatine, et que, en un mot, la fièvre éruptive est ataxique, des moyens énergiques doivent être employés dès l'abord ».

C'est à Trousseau que revient l'honneur d'avoir vulgarisé ce traitement. Il le réserve dans les cas graves : si la fièvre est vive, s'il y a des symptômes tels que : délire, coma, soubresauts, tympanite, rétention d'urine, etc. (*Union médicale*, 7 septembre 1852).

Je ne saurais, dans cette énumération, oublier Brand, qui, dans son premier ouvrage paru à Stettin, en 1861 (De l'hydrothérapie du typhus) a, de façon scientifique et précise, réglé le mode d'emploi de l'eau dans les fièvres. Bien que l'ouvrage ne traite que la dothiénentérie, son influence s'est exercée sur le traitement des autres pyrexies. Nous y reviendrons à l'occasion.

Les médecins allemands ont adopté aussi l'emploi de l'eau froide.

Cohn, de Berlin, en 1862, emploie l'eau froide, et va jusqu'à croire que ce moyen est prophylactiqne.

Pilz, en 1871, publie un long mémoire sur le traitement de la scarlatine par les bains.

A une époque plus rapprochée, en 1875, Eddison affirme que l'usage du bain ne doit pas être exclusivement réservé aux cas graves, mais que son application doit être beaucoup plus générale (Note on the treatment of scarlet fever by external application of cold water wich two cases, *Lancet*, 1875).

Fraser, en 1881, dans un travail important, affirme

employer les bains froids contre l'hyperthermie et les symptômes nerveux.

Deux travaux parus en 1882 dans le *Deutsche medecin Wochenschrift* rapportent un millier de cas de scarlatine traités avec succès par l'eau froide.

L'Ecole de Lyon, représentée par MM. Humbert Mollière, Frantz Glénard, Colrat, s'est beaucoup occupée de la question des bains froids dans la scarlatine.

Dans une discussion célèbre qui eut lieu en avril 1886, à la Société médicale de Lyon, M. Humbert Mollière présenta deux magistrales observations favorables à la méthode. M. Colrat rapporte qu'il a soigné dans son service 60 scarlatineux. Les 15 plus graves ont été traités par l'eau froide, et sur ce nombre il y a eu 6 cas de mort. M. Colrat ajoute qu'il ne faut pas mettre les complications sur le compte du bain, et conclut qu'il faut recourir à la méthode réfrigérante toutes les fois que la température est élevée.

M. Glénard se déclare partisan de la méthode réfrigérante dans les formes ataxiques et comateuses.

M. Aubert est du même avis et conseille la méthode dans la rougeole et la pneumonie.

A Paris, nous pouvons dire que tous nos maîtres, dans les hôpitaux, sont partisans de la méthode réfrigérante dans les scarlatines malignes. Si on ne l'emploie pas plus couramment, cela tient uniquement à la difficulté d'une installation propice et aussi, il faut ajouter, à la rareté des scarlatines hypertaxiques et hyperthermiques.

Les auteurs que nous venons de citer n'ont fait que vaguement pressentir l'emploi des lotions affusions ou bains froids dans le traitement de la rougeole maligne,

Cependant dès 1805, Giannini, médecin de l'hôpital de Milan, traitait avec compétence la question de la réfrigé-ration dans les fièvres (Della natura delle febri e del meglior metodo di curarle) et se prononce catégoriquement pour l'immersion froide.

En 1820, Batteman (Abrégé pratique des maladies de la peau, traduction de Bertrand) parle des affusions dans la rougeole et affirme que tout ce qu'il dit est basé sur son expérience personnelle. D'ailleurs des observations de docteurs de Plymouth, ses amis, constatent l'efficacité de ses moyens. Batteman dit que l'eau froide est non seule-ment le fébrifuge le plus efficace, mais dans le fait, le seul sudorifique, le seul calmant.

Stranger, aussi, a obtenu des succès chez les enfants trouvés et il faut, d'après lui, recourir aux affusions toutes les fois que la peau est brûlante et sèche.

Thaër, médecin prussien, employa avec succès les lotions d'eau froide dans une épidémie de rougeole qui eut lieu dans les environs de Berlin dans l'automne de 1823. Les statistiques sont ici formelles. Il y eut en tout 121 malades pendant toute la durée de l'épidémic : sur 52 qui n'avaient pas été baignés, il en mourut 11 ; et seu-lement un sur les 68 qui avaient été soumis aux lotions ; « encore ce moyen avait-il été employé, dans ce dernier cas, contre la prescription du médecin, chez un enfant affecté de tubercules pulmonaires consécutifs à la rougeole ». Et Thaër ajoute : « Un bon nombre de ces rougeoles étaient accompagnées de péripneumonie, quelques-unes d'encé-phalite. » Cette communication de Thaër avec ses obser-vations à l'appui nous paraît tout à fait probante. (*Revue médicale*, avril 1829.)

Guersent, dans un article de son dictionnaire, cite l'exemple d'un chirurgien français qui, étant à Batavia et n'ayant pas voulu adopter la méthode des affusions, perdit ses trois enfants de la rougeole dans l'espace d'un mois, tandis qu'un de ses voisins sauva les siens par les affusions froides faites matin et soir. Cet exemple, Guersent l'emprunte à Kœmpfer dont nous avons parlé dans l'historique de la scarlatine.

L'École anglaise emploie beaucoup la méthode refrigérante dans les formes malignes de rougeole. A passer en revue les nombreuses observations que nous avons eues sous les yeux, on peut dire que la méthode est systématiquement employée chez nos voisins d'outre-Manche.

En France, nous ne sachions pas qu'elle ait été adoptée avant ces dernières années ; et encore nous ignorons qu'elle ait été mise en usage par d'autres que M. le professeur Dieulafoy et M. Juhel-Rénoy. On trouvera réunies à la fin de ce travail quatre magistrales observations, tellement caractéristiques qu'elles suffiraient à elles seules à imposer la balnéation réfrigérante. Il n'est pas non plus inutile de savoir que si l'exemple de MM. Dieulafoy et Juhel-Rénoy n'a pas été plus suivi, il faut s'en prendre à la bénignité des rougeoles et au peu d'accidents qu'elles entraînent, tout au moins dans la clientèle ordinaire des hôpitaux.

MODE D'EMPLOI.

Il va sans dire qu'il n'y a dans ce chapitre aucune différence, au point de vue de l'administration des bains, entre la scarlatine et la rougeole.

Les méthodes de tous temps employées sont : le drap mouillé, l'affusion ou lotion et le bain.

Placer le malade dans une baignoire et lui verser de l'eau sur le corps : telle est l'affusion. C'était la méthode de Currie.

La lotion, qui n'est que l'atténuation de l'affusion, se fait au moyen d'une éponge mouillée que l'on passe sur le corps du malade placé nu sur une toile cirée. Trousseau l'emploie dans les cas où les affusions effrayent la famille des malades.

Le drap mouillé, employé par Gérard, consiste à envelopper le malade dans un drap trempé dans de l'eau et à le recouvrir de couvertures.

Plus scientifique, moins pénible pour le malade, mieux réglée enfin est la méthode des bains. Nous verrons comment les résultats malheureux de la méthode réfrigérante sont dus surtout à une mauvaise application ou à une application mal comprise.

L'âge du malade influe sur la température du bain. Il faut aussi tenir compte de la constitution du fébricitant.

La tolérance chez les enfants est d'une grande importance. C'est d'ailleurs la crainte de l'impression désagréable qui a conduit beaucoup de praticiens à donner des bains tièdes ou des bains à température graduellement abaissée. Pour ce qui est de la constitution du malade, outre certaines maladies de cœur qui sont une contre-indication, on objecte que certains malades sont pris de frissons, de claquement de dents vraiment extraordinaires. L'action réflexe est tellement soudaine, brutale et intense qu'il y aurait à craindre du collapsus : on a cru voir aussi dans le tremblement excessif et dans la vive émotion déterminés par le bain froid des causes d'affaiblissement du malade. M. le professeur Bouchard a voulu tenir compte de ces différents inconvénients et a cherché à les éviter en imaginant une méthode réfrigérante particulière : la méthode des bains à température décroissante, ou bien la méthode des « bains tièdes progressivement refroidis tout en restant tièdes ». L'autorité de M. le professeur Bouchard nous faisait un devoir de reproduire quelques-unes de ces objections à la méthode réfrigérante.

Nous verrons dans le cours de ce travail, et notamment dans des observations et des expériences de Fraser et de Leichtenstern combien l'effet des bains froids sur l'hyperthermie est supérieur à celui des bains tièdes. Nous pourrions, d'après la thèse de M. Chapuis, montrer les effets favorables des bains froids sur les symptômes nerveux très graves. Nous verrions la stupeur, le délire et le coma disparaître après trois bains. Nous donnons plus loin l'opinion formelle de M. le professeur Dieulafoy sur la température du bain ; des observations de M. Mollière, de Lyon, il résulte aussi que le bain froid n'a jamais provoqué les accidents dont nous parlons plus haut. M. Pollosson, dans sa thèse sur la scarlatine, cite de nombreuses observations favorables à la balnéation réfrigérante. Reste donc la malheureuse question de l'impression désagréable. C'est là une affaire d'habitude et d'entraînement. Mon ami, le Dr Azam, dans sa thèse inaugurale sur « les bains froids dans la fièvre typhoïde », conte avec humour les baignades froides qui se pratiquaient à l'hôpital Broussais dans le service de M. Chauffard. Les typhiques habitués à ce mode de traitement n'en éprouvaient que fort peu de répugnance. Ces baignades me paraissent singulièrement ressembler à celles que plusieurs personnes prennent ensemble lorsque, bien portantes, elles éprouvent une sensation désagréable en se jetant dans la rivière. D'ailleurs nous démontrerons plus loin l'avantage incontestable des bains froids sur les bains tièdes ou mixtes, voire même sur les affusions et les lotions froides. Nous ne saurions mieux faire, au sujet de la température, que de nous inspirer des préceptes de M. le professeur Dieulafoy. « La température du bain, dit le maître éminent, doit être proportionnée à la nature et à l'intensité du mal ; mais en tout cas il ne faut pas se contenter des bains tièdes, il faut donner des bains froids, c'est-à-dire des bains dont la température oscille de 20 à 24 degrés, et abaisser graduellement la température du bain à 23, 22, 21 20 degrés suivant le cas. Les bains donnés d'emblée à 18 degrés me paraissent devoir être réservés pour des cas exceptionnels ; ils ont néanmoins leur utilité. »

C'est en réalité l'opinion de tous les partisans des bains froids. Ainsi pensent MM. Chauffard, Juhel-Rénoy et l'École de Lyon.

L'intervalle des bains doit être basée sur la durée que met la température du malade à remonter, après le bain, à son degré primitif. Cette durée varie suivant l'intensité de la scarlatine ou de la rougeole, suivant aussi la période de la maladie. La grande indication qui doit en ce cas guider le médecin est celle de la température du malade. A la moindre menace d'hyperthermie le malade doit être mis au bain. Il serait imprudent, sous prétexte que le malade va mieux, d'arrêter la balnéation réfrigérante. Et à ce propos nous devons parler d'un cas qui s'est présenté à la Pitié dans le service de M. le professeur Cornil, remplacé par M. Chauffard. C'est avec la bienveillante autorisation de M. Chauffard que nous publions cette observation.

Un enfant est pris de fièvre scarlatine, grave par l'élévation de la température et le délire. M. Chauffard ordonne les bains. L'enfant va beaucoup mieux et on arrête le traitement. Cette interruption fut funeste à l'enfant. La température monta bientôt à 40° 9, le pouls très accéléré devint irrégulier et intermittent et l'enfant mourut dans l'angoisse et la prostration. Telle est, en résumé, l'observation de M. Chauffard. Je dois ajouter qu'il attribuait cet échec uniquement à la cessation des bains. La conclusion se dégage nettement. Il ne faut en aucune façon arrêter brusquement le traitement et à la moindre menace d'élévation de la température il faut recourir au bain froid. Ce mode d'emploi a donc une importance considérable.

Nous ne croyons pas devoir beaucoup insister sur les différences qui existent entre les bains et les méthodes employées par les vieux auteurs. Il est évident que la lotion et le drap mouillé ne sont qu'un pis-aller. On conçoit facilement qu'une lotion aussi bien faite que possible, un drap mouillé aussi bien qu'il enveloppe le malade, ne vaudra jamais un bain dans lequel le contact est bien plus intime et par cela même l'influence sur la température plus radicale. Nous ne voyons pas, quant à nous, l'avantage qu'il y aurait à employer les affusions. Outre que ce moyen nous paraît plus pénible pour le malade, il est loin d'avoir une action antithermique égale à celle des bains froids. Quatre enveloppements successifs, dit Liebermeister, ont une action semblable à celle d'un bain de dix minutes de durée. Il nous paraît juste de dire pour les affusions ce que Liebermeister affirme pour le drap mouillé. Je ne voudrais cependant pas conclure que les lotions, affusions, doivent être bannies. Il y a toujours à tenir compte des préjugés des familles qui ne se résignent que difficilement au bain froid dans les fièvres graves. Mais, la médecine a triomphé de bien d'autres idées préconçues et en somme l'autorité du médecin suffit à dissiper ces craintes chimériques.

La durée du bain dépend évidemment de l'état du malade pendant qu'il le prend et des résultats obtenus par les bains précédents.

La règle générale qui doit en cette matière servir de guide au médecin est le frisson, les soubresauts des tendons, le claquement des dents et la lividité du malade. C'est en réalité une question d'appréciation. On ne saurait à cause de cela trop recommander au médecin de surveiller lui-même les bains. Thaër nous cite un cas de mort dû, affirme-t-il, à une application vicieuse de la méthode.

L'âge du malade est pour beaucoup dans la durée du bain. Il ne faut pas oublier dans le cas présent, la valeur de l'objection qu'on fait plus haut : des bains trop prolongés et qui, par cela même, abaissent trop la température de l'enfant, peuvent produire des phénomènes de collapsus.

A quel moment doivent être baignés les malades?

Aussitôt que la courbe thermique devient inquiétante, aussitôt que les différentes complications s'annoncent comme devant être terribles, aussitôt enfin qu'une rougeole ou une scarlatine menacent de devenir hypertoxique et maligne. La guérison étant probable dans les cas bénins il serait inutile et même dangereux de recourir à la balnéation. Tous les partisans de la méthode l'ont compris de la sorte, aussi bien pour la fièvre typhoïde que pour la rougeole et la scarlatine.

Le délire, l'adynamie, l'hyperthermie commandent une conduite décisive.

Nous devons ajouter avant de terminer ce chapitre quelques mots sur les soins minutieux qui doivent présider au mode d'emploi. Il ne faudrait pas s'imaginer que le bain peut être donné par le premier venu. Il faut charger de ce soin une personne expérimentée qui ait elle-même appris la méthode et soit capable de l'appliquer en l'absence du médecin. Les températures avant et après le bain doivent être prises rigoureusement et au point de vue de la durée du bain la prudence est nécessaire. La température du bain doit être aussi scrupuleusement observée. Nous n'en finirions pas s'il nous fallait exposer une multitude de ces soins qui en apparence semblent avoir une importance secondaire. Nous dirons pour résumer notre pensée que le bienfait des bains serait perdu si l'on n'y donnait toute son attention ; nous pourrions même ajouter, sans crainte de trop exagérer, que des bains mal donnés pourraient être plutôt nuisibles. Pour peu que l'on ait suivi les baignades dans des maladies infectieuses, on se rend facilement compte de notre insistance.

ACTION DES BAINS FROIDS.

L'eau froide agit surtout comme tonique et sédatif.

La tonicité se manifeste par les modifications apportées aux vaisseaux et aux différents organes en redoublant leur énergie.

Les vaisseaux périphériques se contractent sous l'influence du froid et en se contractant refoulent le sang dans le cœur. Le myocarde sous cet effet bienfaisant se fortifie de façon à diminuer les révolutions cardiaques. Et au lieu d'avoir un cœur désordonné, qui bat la campagne et dont le choc sur la paroi thoracique est faible, on trouve un cœur dont les mouvements se sont ralentis et sont devenus réguliers. Le choc præcordial est plus nettement frappé. Nous nous trouvons en présence d'un cœur qui vit. Il est bien entendu que chez nos malades atteints de scarlatine ou de rougeole nous supposons cet organe en bon état, certaines maladies de cœur étant une contre-indication pour les bains froids.

L'action du bain froid sur le pouls n'est pas moins évidente. De 150, 140 pulsations, il s'abaisse graduellement à 110 et devient beaucoup plus régulier et les battements au lieu d'être mous et dépressibles, sont bien frappés. Les effets immédiats sur l'appareil respiratoire ne sont pas sensibles. Evidemment dans la rougeole et la scarlatine malignes il existe toujours des mouvements respiratoires précipités, souvent une véritable dyspnée. Mais cette angoisse respiratoire ne se modifie qu'après que le traitement a eu le temps d'agir. Nous verrons à l'article des indications comment les râles bronchiques et de congestion pulmonaire ne sont pas une contre-indication des bains froids. Il y a longtemps que les partisans des bains dans la fièvre typhoïde baignent leurs typhiques qui sont affectés de bronchite et même de broncho-pneumonie.

Nous verrons aussi le rôle prépondérant des bains froids dans l'hyperthermie. Nous pouvons affirmer même que cette action se manifeste avec tant d'éclat qu'elle a été la principale indication des bains froids dans les fièvres éruptives.

Nous ne ferons que mentionner les effets sur l'appareil digestif. La sécheresse de la langue et de la bouche disparaît. La langue devient humide, blanchâtre, puis rose. La salive augmente de quantité et de fluidité. L'appétit revient vite et se montre insatiable. La soif est diminuée et le besoin de boire si pénible, est calmé.

L'eau froide est le plus puissant sédatif du système nerveux. Il y bien longtemps d'ailleurs que les grandes névroses : la chorée, l'hystérie, le tétanos, sont combattus avec avantage par cette méthode. Il en est de même pour la manie, la mélancolie avec penchant au suicide et l'hypocondrie. On a souvent vu des malades passer du délire furieux au calme le plus complet. De nombreuses observations prouvent l'action de l'eau froide sur le délire des typhiques. Dans la rougeole et la scarlatine graves à forme ataxo-adynamique les bains froids trouvent maintenant leur application. On le verra d'une façon péremptoire dans le chapitre des indications et aussi aux observations. « L'anatomie pathologique, disent MM. Rilliet et Barthez, démontre d'une façon irrécusable que les accidents cérébraux, dans la scarlatine, ne sont d'ordinaire le résultat d'aucune lésion importante de l'appareil cérébro-spinal. Une congestion sanguine plus ou moins vive chez les enfants qui succombent du second au septième jour est la seule altération que l'on constate le plus souvent, mais non toujours ; et parfois cette congestion n'est pas plus forte que celle qu'on trouve dans plusieurs maladies où les symptômes cérébraux ont été nuls. L'hyperémie existe soit dans les grosses veines et les sinus, soit dans le réseau capillaire de la pie-mère, soit dans la substance cérébrale elle-même qui est fortement sablée tandis que la couche grise a pris une teinte rouge plus ou moins foncée. » Quoi qu'on puisse penser au surplus de la théorie de Rilliet et Barthez, il paraît résulter que les troubles nerveux sont consécutifs à la haute température. C'est du moins ce qui arrive le plus souvent. Il est rare de voir des troubles nerveux très graves se présenter avec une température centrale de 39°. Dans ce cas, nous devrions attribuer les désordres nerveux au poison scarlatineux. Ce poison scarlatineux serait le principal agent de l'altération du sang. Si on ajoute à cela l'extrême impressionnabilité, surtout chez les enfants, on pourrait s'expliquer les désordres ataxiques et ataxo-adynamiques. Il est d'ailleurs facile de se rendre compte de ce qui se passe ici. Une fièvre infectieuse qui s'attaque avec plus ou moins de violence à tout l'organisme ne saurait épargner le système nerveux. Aussi bien, il importe peu, au but que nous nous proposons, de pouvoir expliquer comment se produisent ces troubles nerveux. L'expérience nous a largement démontré que l'eau froide est le plus puissant sédatif contre ces désordres du système nerveux. L'eau froide agit-elle sur l'hyperthermie et cette hyperthermie est-elle la cause des symptômes d'agitation ou de dépression? L'influence de l'eau froide se porterait-elle de préférence sur le poison scarlatineux ou rubéolique. L'anatomie pathologique ne nous renseigne pas à se sujet. La seule conclusion logique que nous avons à tirer, est que les symptômes dont nous parlons sont la plus puissante indication du bain froid. Nous y reviendrons plus loin.

Les bains agissent d'une manière favorable sur les reins non seulement en facilitant la diurèse, mais en diminuant les lésions par l'abaissement de la chaleur fébrile. L'anurie est un des symptômes inquiétants dans la scarlatine et dans la rougeole. Les exemples sont nombreux des néphrites thyphoïdes améliorées par les bains froids ou tièdes. On a vu revenir la polyurie sous leur influence. C'est la règle dans le service de M. Chauffard ainsi qu'on peut s'en assurer dans les observations présentées par Azam. Nous avons bien des fois entendu notre maître, M. Rendu, affirmer que les urines, sous l'influence des bains, devenaient plus abondantes et plus claires. Il en va de même pour la scarlatine et la rougeole ainsi qu'il résulte des observations de M. Mollière de Lyon et de M. le professeur Dieulafoy. On s'en assurera aussi aux observations que nous présentons. Ces anuries de la scarlatine et de la rougeole sont dues à des lésions glomérulaires, il doit aussi à coup sûr exister des lésions vasculaires. On se rend facilement compte jusqu'à quel point ces lésions qui provoquent l'anurie favorisent l'accumu-

lation des produits excrémentitiels et du poison scarlatineux ou rubéolique.

Nous avons déjà parlé de l'action des bains froids sur
l'hyperthermie. Il est certain que l'introduction d'un
fébricitant dans un milieu dont la température est inférieure à la sienne doit produire un abaissement de cette
dernière. Pilz, par une erreur d'observation dit avoir quelquefois constaté l'absence d'abaissement. Il est bon de
remarquer que Pilz mesurait cet abaissement une heure
après la sortie du bain, constatation évidemment trop
tardive, car l'ascension qui succède à l'abaissement par le
bain commence à se manifester beaucoup moins d'une
heure après la sortie du bain.

Fraser est beaucoup plus précis. Il prend la température
de ses malades immédiatement avant le bain, immédiatement après, une demi-heure, une heure après le bain.
C'est ainsi qu'il remarque que les bains tièdes donnent
des abaissements de 1°5 à 2°, mais la température remonte
rapidement et revient en une heure à son degré primitif.
Les bains froids donnent des chutes de température de
4° et la hauteur primitive n'est atteinte que trois, souvent
six heures après. A l'appui des faits constatés par Fraser,
nous sommes heureux de joindre cette observation précise et d'une rigueur scientifique absolue, de Leichtenstern. Nous l'avons trouvée dans les *Archives de patho-
logie infantile* de 1833. Après nous avoir mis au courant
de la santé générale du sujet et nous avoir dit que l'éruption scarlatineuse rouge intense, étendue, remontait à deux
jours, Leichtenstern poursuit : « Les températures prises
le 24 avril, jour de l'entrée du malade, second jour de la
maladie, étaient les suivantes :

24 avril. 2 heures après-midi. T. axillaire 40° Pouls 144

    »   4   —   —   40°3 —

On donne un 1ᵉʳ bain de 10 minutes à 19°.

24 avril. 6 h. après midi. T. axillaire 39,9 2ᵉ bain. P. 140

»	8	—	—	39,5	3ᵉ	—	—
»	10	—	—	39,8	4ᵉ	—	—
»	11 minuit	—	40,4	5ᵉ	—	—	
25 avril 2 h. matin	—	39,6	6ᵉ	—	—		
»	4	—	—	39,6	7ᵉ	—	—
»	9	—	—	39,8	8ᵉ	—	—
»	8	—	—	39,5	9ᵉ	—	132

A dix heures du matin on commence l'expérience.

A dix heures, le thermomètre placé sous l'aisselle marque 40° 1. On place alors le thermomètre dans le rectum on l'y laisse à demeure, et toutes les cinq minutes on note la température. La température de la chambre est de 18°.

10 heures 10 minutes	. . . .	40,1 P. 132
— — 15 —	. . . .	40,1 —
— — 20 —	. . . .	40,2 —
— — 25 —	. . . .	40,2 —
— — 30 —	. . . .	40,2 —
— — 35 —	. . . .	40,3 —
— — 40 —	. . . .	40,4 —

On retire le thermomètre, on donne au malade un peu de vin du Rhin. On donne un bain court de 20°.

A 10 heures 41 minutes 1/2 commencement du bain.

A 10 heures 50 minutes pouls 132.

A 10 heures 51 minutes sortie du bain.

Température du bain 21°

Le malade est enveloppé d'un drap et remis au lit. On remet le thermomètre dans le rectum, on le laisse à demeure pendant deux heures. On note la température toutes les 5 minutes.

10 h. 55 minutes 39,9 P. 92 Le malade tremble.
10 h. 57 — 39,9 — 88
11 heures — 39,6 — 88
11 h. 5 minutes 39,1 — 82. Le malade a des frissons, continuels.
11 h. 10 min. T. 38,6 P. 88
11 h. 15 — — 38,6 — 82. Les frissons diminuent.
11 — 20 — — 38,4 — 82
11 — 25 — — 38,6 — 90. Bien-être.
11 — 30 — — 39,2 — 94
11 — 35 — — 39,2 — 94
11 — 40 — — 39,5 — 100
11 — 45 — — 39,9 — 104
11 — 50 — — 39,7 — 102
11 — 55 — — 39,7 — 100
12 — » — — 39,8 — 106
12 — 5 — — 39,9 — 106
12 — 10 — — 40 — 106
11 — 15 — — 40,1 — 98
12 h. 20 — — 40,2 — 98. On donne au malade une soupe et un œuf.
12 h. 25 min. T. 40,2 P. 102
12 — 30 — — 40,3 — 104
12 — 35 — — 40,3 — 110
12 — 40 — — 40,4 — 110
12 — 45 — — 40,4 — 114
12 — 50 — — 40,4 — 122

11 — 55 — — 40,5 — 122
1 heure — — 40,5 — 112

On retire le thermomètre, on prend la température toutes les heures.

2 heures — 40,8 ⎫
3 — — 40,7 ⎪ On ne donne
4 — — 41 ⎬ aucun bain.
5 — — 40,8 ⎭

A 5 heures 50 minutes on introduit de nouveau le thermomètre dans le rectum. Température de la chambre 18°.

5 h. 55 min. T. 40,42 P. 126
6 — — 40,58 — 128
6 — — — 40,6 — 128

Température du bain 19°.

6 h. 8 min. Commencement du bain.
6 — 15 — Pouls 96.
6 — 17 — — 98.
6 — 18 — Le malade sort du bain.
6 — 22 — T. 39,8 P.
6 — 25 — — 39,6 — 94
6 — 30 — — 39,2 — 94
6 — 35 — — 38,9 — 96
6 — 40 — — 38,6 — 94
6 — 45 — — 38,3 — 98
6 — 50 — — 38,6 — 92
6 — 55 — — 38,6 — 96
7 — — 38,6 — 100
7 — 5 — — 38,7 — 94
7 — 10 — — 38,8 — 98
7 — 15 — — 38,9 — 98
7 — 20 — — 38,9 — 98

7 — 25 — — 38,9 — 108
7 — 30 — — 38,9 — 104
7 — 35 — — 38,9 — 108
7 — 40 — — 39,1 = 98
7 — 45 — — 39,1 — 100
7 — 50 — — 39,2 — 104
7 — 55 — — 39,3 — 106
8 — — 39,4 — 110

Dans la première expérience, le malade est sorti du bain à 10 h. 51 ; le maximum d'abaissement est atteint à 11 h. 20, une demi-heure par conséquent après la sortie du bain. L'abaissement est de 2°. Deux heures après le bain, à 12 h. 40, la température primitive est atteinte. Dans la deuxième expérience, le malade est sorti du bain à 6 h. 18 ; le maximum d'abaissement est atteint à 6h. 45, soit 27 minutes après le bain. L'abaissement est de 2°· Une heure trois quarts après le bain, à 8 heures, la tem- pérature est encore de 1,2 inférieure à celle qu'elle était avant le bain.

Dans les premiers jours de la maladie les abaissements sont plus faibles que dans les derniers. On ne saurait bien exactement fixer les heures de la journée où les abaisse- ments sont le plus considérables.

Cette action des bains froids sur l'abaissement de la température dans les grandes pyrexies qui vient de nous être démontrée par l'observation de Leichtenstern est confirmée par les nombreuses observations de M. Chauf- fard et celles de MM. Dieulafoy et Juhel-Rénoy dans la rougeole.

Avant de terminer, nous dirons quelques mots de l'action des bains froids sur la peau. L'évaporation insensible qui, à l'état normal, sert de régulateur à la température du corps que le milieu ambiant tend à modifier, agit dans la fièvre d'une manière favorable en abaissant cette température. La cuisson et les démangeaisons produites par l'éruption sont moins vives sous l'influence du bain qui rend à la peau sa souplesse et sa moiteur habituelles. L'action réflexe sur le système nerveux ne saurait non plus être mise en doute. J'ajouterai qu'il y a déjà long-temps, on a eu raison du préjugé quelque peu ridicule du mal que peut produire une éruption rentrée. L'influence du bain sur l'éruption se réduit à peu de chose. M. Mollière estime que la desquamation est prolongée.

INDICATIONS ET CONTRE-INDICATIONS

Dans le cours de ce travail nous avons à différentes reprises laissé pressentir les indications formelles de la balnéation réfrigérante. Aussi, de crainte de nous répéter, nous n'insisterons dans ce chapitre que sur les contre-indications ou plutôt sur certains états pathologiques qui peuvent tenir en suspens la conduite du médecin.

Tout le monde est d'accord pour considérer l'hyperthermie et les troubles ataxo-adynamiques comme la principale indication de la médication réfrigérante. On pourrait dire que chez les Anglais et à l'Ecole de Lyon il n'existe pas d'autre thérapeutique. A Paris, c'est aussi l'opinion des maîtres que nous avons eu l'occasion de consulter. Et à ce propos, nous devons rapporter textuellement l'avis émis par M. le professeur Dieulafoy à la Société médicale des hôpitaux dans sa séance du mois de juin 1890 :

« Quand les maladies infectieuses, dit M. Dieulafoy, revêtent des formes graves, dites maligne, ataxo-adynamique, etc..., qu'il s'agisse de rougeole, de scarlatine, de pneumonie, ces maladies doivent être traitées par les bains froids. Ce traitement, qui jusqu'ici avait été presque exclusivement réservé à la fièvre typhoïde, doit être généralisé aux maladies infectieuses, dès que l'infection revêt une certaine intensité ; les autres médications, les autres médicaments me paraissent secondaires ou inutiles ; les

bains froids priment toute autre médication. » M. Juhel-
Rénoy ne pense pas autrement que M. Dieulafoy. Il nous a
affirmé à différentes reprises toute sa confiance dans ce
mode de traitement. La brillante campagne qu'il a faite
en faveur des bains froids dans la fièvre typhoïde, le succès qu'il obtint nous laissent espérer que cette médication
sera adoptée définitivement dans la rougeole et la scarlatine malignes. Seulement, ajoutait M. Juhel-Rénoy, il y
aura à vaincre des préjugés et des idées préconçues. D'ailleurs, nous disait il, avec cette conviction ardente que lui
ont donnée les résultats des bains froids dans la rougeole :

« Je suis en cette matière pour la balnéation systématique, sauf toutefois, dans des cas bénins et dans lesquels
on ne saurait craindre aucune complication grave. »

Nous avons, quant à nous, de bonnes raisons pour partager l'enthousiasme de M. Juhel-Rénoy. Aussi sommes-
nous partisan convaincu de la méthode à la moindre menace
d'accidents sérieux. Il nous paraît dangereux d'attendre la
manifestation de ces accidents. Il y a des cas très graves,
foudroyants, si l'on n'a pas recours à des moyens énergiques.
Nous avons vu plus haut le petit malade de M. Chauffard,
brusquement enlevé parce qu'on avait arrêté la balnéation
réfrigérante, alors que les premiers bains lui avaient été
très favorables. A l'hôpital Saint-Antoine, notre ami,
M. Bernard, interne du service d'isolement, nous a ex-
primé ses regrets de n'avoir point eu recours à la méthode,
dans quelques cas très graves et qui avaient emporté ses
malades. Il est permis de se demander après ces résultats
malheureux, si on doit hésiter à appliquer la méthode ou
la retarder, ce qui revient au même.

Nous avouons, pour la scarlatine, partager l'opinion de

l'Ecole de Lyon, des Anglais et de M. Juhel-Rénoy, et nous inclinons à penser avec MM. Bouveret et Tripier, que la réfrigération systématique peut, dans certaines conditions particulièrement favorables d'intervention active et énergique, exercer une influence favorable sur l'infection scarlatineuse. Nous ne voyons pas pourquoi on ne serait pas de l'avis de Brand dans une maladie qui, comme la typhoïde, est infectieuse, hyperthermique et souvent ataxo-adynamique. Il est bien clair cependant que dans les formes de rougeole bénigne, nous devons faire des restrictions ; nous devons même nous abstenir de la balnéation. Nous nous abstenons parce que nous ne voyons pas l'utilité d'une médication énergique dans une maladie qui évoluera sans le moindre accident, et à plus forte raison sans le moindre danger.

Il résulte de ce qui précède, que s'il est permis de s'abstenir de la réfrigération dans les formes légères, on ne saurait hésiter aussitôt qu'une scarlatine ou une rougeole se montrent avec des symptômes inquiétants. Les maîtres dans nos hôpitaux à qui nous avons demandé conseil sont de cet avis.

M. Cadet de Gassicourt nous a dit être favorable à la méthode dans les formes hyperthermiques et ataxo-adynamiques. Il n'a pas eu cependant l'occasion de l'employer parce que les petits scarlatineux de son service ne présentaient que des températures peu élevées. Les scarlatines et rougeoles, disait M. de Gassicourt, ne sont pas assez malignes en France pour être autorisé à employer la réfrigération. Il ajoutait que l'installation dans les hôpitaux laissait aussi trop à désirer.

. M. Sevaistre nous a tenu le même langage. Il pense

comme M. Cadet de Gassicourt. Il ne s'oppose nullement
à la balnéation dans les cas hyperthermiques de rougeole.
Il a bien voulu nous autoriser dans ces derniers cas à
employer la méthode. Malheureusement il ne s'est pas présenté de cas graves et nous n'avons eu que des températures inférieures à 40° parmi les petits rubéoliques.

M. le Dr Gingeot a bien voulu devant nous louer la
méthode de la réfrigération. Il nous a laissé toute liberté
pour l'appliquer dans les cas graves. Ici encore nous avons
joué de malheur. La température des scarlatineux n'a pas
monté au-delà de 39°.

Les hémorrhagies et les néphrites ont été les principaux
arguments objectés à la méthode réfrigérante. Disons
tout de suite combien peu fondées sont ces objections.
Pour ce qui est des hémorrhagies, rares dans la scarlatine,
elles se réduisent à des épistaxis et quelquefois à des hémo-
ptysies ; ces dernières sont très rares. Il en est de même
pour la rougeole. Quelles que soient d'ailleurs l'origine
et la forme de ces hémorrhagies, elles ne sont en aucune
façon une contre-indication à la balnéation et puisque
aussi bien dans toutes les fièvres éruptives, les hémorrhagies, lorsqu'elles existent, sont de même nature, nous cite-
rons à l'appui de notre affirmation le résumé d'une
observation que nous devons à l'obligeance de M. le
Dr Millard. Il s'agissait du fils d'un confrère atteint de
fièvre typhoïde assez grave que l'on traite par le sulfate
de quinine. Le début de la fièvre typhoïde remontait au
15 avril 1890. Le 2 mai, le malade est pris dans la journée
d'une hémorrhagie intestinale très abondante. M. Millard,
appelé en toute hâte, institue le traitement par les bains

froids. Dans la nuit du 2 au 3 mai, le malade, malgré le
bain, a successivement deux hémorrhagies intestinales,
moins abondantes que la première. A la suite, la faiblesse
du malade est extrême, il y a de la tendance syncopale.
MM. Millard et Dieulafoy consultés, sont d'avis de continuer
quand même la balnéation réfrigérante; ce qui fut fait.
Les hémorrhagies ne se reproduisirent pas. On arrêta les
bains le 12 mai, et le malade entra en convalescence le
15 mai. Nous aurions beaucoup d'observations de ce
genre; si nous citons celle-ci, c'est qu'elle nous paraît
catégorique. On pouvait se demander en effet si après ces
hémorrhagies de la nuit du 2 mai il n'était pas prudent
d'arrêter la balnéation. M. Millard ne le jugea pas ainsi,
estimant avec raison que ces hémorrhagies n'étaient en
aucune façon imputables au bain. La meilleure preuve
fut la cessation des hémorrhagies et la guérison définitive
par la continuation des bains. Nous avons pu nous assurer
dans le service de M. Chauffard et dans les autres services
où la balnéation est couramment employée, que les hémorrhagies ne sont pas une contre-indication. Il en va de
même pour la néphrite. Le bain froid ne saurait être une
contre-indication dans les néphrites scarlatineuses, infectieuses serait plus exact. Ecoutons ce que dit au sujet de
ces néphrites M. le professeur Lépine : « La néphrite scarlatineuse est, de toutes les espèces de néphrites aiguës,
celle dont l'anatomie pathologique a prêté le plus aux dis-
cussions; le fait incontestable, c'est l'extrême fréquence
de la glomérulite, on pourrait dire sa constance, avec des
variétés nombreuses, l'une purement desquamative, super-
ficielle, lésions banales de toutes ou de presque toutes les
néphrites, l'autre interstitielle plus grave et plus rare, la

première causant simplement l'albuminurie, la seconde pouvant amener l'anurie.

MM. Cornil et Brault, dans un travail remarquable paru en 1884, sont de cet avis et ne considèrent les néphrites infectieuses des fièvres graves que comme une gloméphrite.

Ce n'est donc pas évidemment à une véritable néphrite que l'anurie de la scarlatine doit être imputée. Il faudrait, ainsi que le dit si bien M. Juhel-Rénoy dans un mémoire publié dans les *Archives générales de médecine* en avril 1886, chercher ailleurs la cause.

Voici ce qu'il en pense : « Le mode d'anurie qui nous occupe est assez simple à formuler. Il est de toute évidence que l'anurie ne peut être imputée à une néphrite. Donc si la scarlatine peut être incriminée, ce n'est pas comme ayant produit une néphrite scarlatineuse, mais comme ayant fait migrer des corps étrangers, vraisemblablement de nature parasitaire, lesquels ont obstrué les vaisseaux du rein et déterminé les infarctus. La lésion, poursuit M. Juhel-Rénoy, par son étendue, sa bilatéralité, a déterminé un barrage presque total de l'appareil glomérulaire ; or on sait quelles fonctions sont dévolues aux glomérules, c'est donc à une anurie vraie par défaut de sécrétion que nous avons affaire, absolument comme il advient dans les ligatures expérimentales sur les artères rénales. Quant au corps du délit, nul doute, quoique nous n'en puissions fournir une démonstration péremptoire, faute d'une technique incontestable, nul doute, disons-nous, que l'arrêt circulatoire ne doive être rapporté à l'embolisation de la plupart des vaisseaux par les parasites propres à la scarlatine. »

La conclusion est qu'on peut observer dès le début de la scarlatine, une anurie qui ne relève pas d'une néphrite.

Qu'il s'agisse d'ailleurs d'une néphrite, d'une gloméⸯⱦⱱlo-néphrite ou d'un infarctus ; il n'en existe pas moins que les bains froids sont incapables de donner une néphrite, bien plus, sous leur action bienfaisante, l'anurie est remplacée par une abondante sécrétion et l'albumine disparaît comme par enchantement. On peut le constater à nos observations. Il serait étonnant que ce qui se passe dans la fièvre typhoïde, fièvre éminemment infectieuse, ne se passât pas dans la scarlatine et la rougeole, maladies de même nature. Dans la typhoïde c'est la règle et nous avons encore eu l'occasion de le constater dernièrement. M. Juhel-Rénoy nous avait convié à aller voir dans son service à la maison Dubois une femme atteinte de fièvre typhoïde, grave surtout par les accidents pulmonaires et par les flots d'albumine qu'on trouvait dans ses urines. La malade en était au neuvième jour de la maladie et l'acide nitrique ne décélait qu'un léger nuage d'albumine.

Cette même femme nous a montré aussi le bon effet des bains sur les complications pulmonaires. Elle avait deux foyers de broncho-pneumonie : l'un à la partie droite et inférieure de la poitrine, l'autre à la partie gauche et médiane. Sous l'influence des bains qu'elle avait pris jusqu'au neuvième jour, la plaque de râles fins du côté droit tend à disparaître, et tout fait espérer que le foyer de gauche, où il existe encore un souffle, va disparaître. M. Juhel-Rénoy a de bonnes raisons de penser que la malade en échappera. Les exemples à citer seraient trop nombreux. Nous avons entendu notre maître, M. Rendu, soutenir à différentes reprises, que les râles disparaissaient ou s'amendaient sous l'influence des bains. On pourra voir aussi à l'observation de M. le professeur Dieulafoy, que nous présentons plus loin, la bronchite capillaire et la broncho-pneumonie qui devenaient menaçantes chez sa jeune malade, céder aux bains froids. Et M. Dieulafoy ajoute : « La même observation peut être faite pour les bronchites et pneumonies typhoïdes ; elles ne sont pas une contre-indication à l'administration des bains froids et elles ne se développent pas sous l'influence des bains froids. »

Maintenant que nous avons répondu aux principales objections faites à la méthode, objections qui tout d'abord paraissent être des contre-indications, on se demande vraiment si ces dernières existent. Il est évident que certains états pathologiques antérieurs à la scarlatine ou à la rougeole, ou qui les accompagnent, sont des contre-indications formelles.

1° On ne baignera pas un malade atteint d'endocardite ou de péricardite, non plus qu'un cas de tuberculisation aiguë.

2° Il faut toujours s'abstenir de la médication réfrigérante chez un rhumatisant.

3° Il est bon de s'abstenir, on doit même s'abstenir dans les cas de pleurésies abondantes.

OBSERVATION I.

Due à l'extrême obligeance de M. Juhel-Rénoy.

Rougeole compliquée de broncho-pneumonie traitée par 9 bains froids à 20°. Guérison.

Isabelle S..., âgée de 20 mois, est prise le 12 décembre 1881 de convulsions subites. M. le Dr Rigal, médecin de la famille, est mandé ; il constate une température de 41°2 et, comme deux frères et sœurs sont atteints de rougeole, il prévient la famille de la possibilité de cette maladie chez la jeune enfant de 20 mois. Encore que celle-ci ait été sévèrement isolée dès le début des prodromes de la rougeole dont son frère et sa sœur ont été atteints, chose facile en apparence, la famille habitant un spacieux hôtel.

Le 12 décembre dans la soirée l'enfant est prise subitement de convulsions répétées, l'éclampsie est subintrante, il ne se passe pas un quart d'heure sans que l'enfant ne soit secoué par les convulsions ; le pouls est incomptable, la dyspnée se montre et rapidement le nombre des respirations s'élève à 60.

En présence de ces symptômes, M. Rigal songe à quelque complication pulmonaire, l'auscultation étant cependant négative, M. Jules Simon, mandé en consultation, juge le cas désespéré et pense qu'il faut se borner à donner de l'alcool et à sinapiser l'enfant.

En présence de la haute gravité de la maladie, la mort étant considérée comme imminente, M. Rigal se décide à tenter l'administration des bains froids et me charge, durant toute la soirée et la nuit, de ce soin. A 9 heures, je plonge l'enfant dont le facies asphyxique fait redouter la mort d'un moment à l'autre, dans un bain à 20°.

Pour éviter le collapsus qu'on redoute, je masse continuellement sous l'eau la petite malade. Vers la troisième ou quatrième minute, le frisson éclate cependant ; l'enfant ouvre les yeux, crie, bref reprend connaissance ; on peut lui faire avaler un peu de grog et de lait.

A 11 heures, le pouls est toujours fuyant, la dyspnée aussi vive et de nouvelles convulsions se sont montrées. Température rectale 41°4. Je devance l'heure du bain et à 11 heures 1/2 même bain à 20° pendant cinq minutes.

A 2 heures nouveau bain, la température rectale étant de 40°6, l'enfant crie énergiquement et avale des gorgées de lait.

A 4 heures 1/2, à 7 heures, nouveaux bains. L'enfant, après le 5ᵉ bain dort un quart d'heure, puis se réveille en sursaut et est pris de nouvelles convulsions.

A 8 heures MM. Rigal et Jules Simon constatent une légère détente. L'un et l'autre croient percevoir au sommet droit quelques râles fins. Aucune éruption sur les muqueuses ni le corps.

Le 13 décembre, médication maintenue. A 10 heures, bain de six minutes, après le bain frissons très violents qui secouent l'enfant et font craindre aux parents de nouvelles convulsions ; mais à partir de ce moment, l'enfant dort une heure. A son réveil, je l'ausculte et entend distinctement *à gauche* une plaque de souffle ; le diagnostic de broncho-pneumonie rubéolique est définitivement posé à midi par les consultants et *malgré la redoutable complication pulmonaire les bains sont maintenus.*

A 1 heure, les convulsions ont cessé mais la dyspnée est toujours extrême ; en raison de ce fait et malgré l'abaissement de la température (39°7) nouveau bain. L'enfant tousse dans la baignoire.

A six heures du soir il semble qu'une légère éruption se montre à la face (l'éclairage à la lampe ne permet l'affirmation), il est entendu que durant la nuit ils seront plus espacés et plus chauds.

A minuit et à 4 heures du matin, deux bains à 25° de cinq minutes. Sommeil de l'enfant après le bain. Les urines qui jusque-là paraissaient rares mouillent abondamment les langes.

Le 14 décembre au matin éruption type de rougeole ; la broncho-pneumonie à foyers multiples s'accuse ; le pouls est comptable, 165 pulsations, température 39°8 ; respiration 58.

L'amélioration est telle qu'on suspend les bains. A partir de ce jour l'éruption est classique. La maladie suit son cours et la guérison se fait en huit jours. On constate la résolution de la broncho-pneumonie. L'enfant sort le jour de Noël.

Observation II.

Due à l'obligeance de M. Juhel-Rénoy.

Rougeole ataxique hyperthermique traitée par 7 bains froids à 20°.
Guérison.

Juliette X..., âgée de 11 ans, est prise le 4 mai 1887 d'un violent mal de tête. Mandé, je trouve une enfant en proie à une violente dyspnée. Respiration 42. Pouls 136. Température 41°3. La fillette pousse des cris tant les douleurs de tête sont vives. Jamais elle n'a été malade si ce n'est de la rougeole qu'elle aurait eue, au dire de la mère, à 4 ans. Elle suit un cours où de nombreuses élèves auraient été atteintes ces temps derniers de rougeole.

En présence de ces symptômes je pense à la possibilité d'une méningite et rejette l'idée d'une rougeole. Le pharynx paraît de couleur normale, il n'y a aucun catarrhe oculaire ou nasal ; l'enfant respire aussi vite que mal, il est impossible de constater quoique ce soit à l'auscultation.

Le 5 mai dans la soirée, l'état s'est aggravé, le délire est violent, l'enfant s'agite, crie, il y a du mâchonnement et une impossibilité presque complète d'ouvrir les mâchoires. Pouls 148. Température 41°1. Respiration 52. L'auscultation reste négative. Il n'y a eu que quelques gouttes d'urine, il n'a pas eu de selles. Le ventre est normal, mais l'enfant crie dès qu'on la touche et a une hyperesthésie généralisée. Deux grains de bromure n'ont rien produit. La mère me demande incidemment si c'est le médicament qui a produit les boutons qu'elle a vus ce matin sur le front.

A peine les ai-je aperçus que l'idée de rougeole anomale me vient. Je procède de nouveau à un examen minutieux et comme hier l'enquête faite aux cours suivis par l'enfant a appris de façon certaine l'existence de nombreuses rougeoles ; je dis à la famille qu'il s'agit très probablement d'un cas de rougeole maligne et que devant le danger pressant, il n'y a pas lieu d'hésiter. On m'autorise à employer les bains et à 9 heures je plonge l'enfant dans un bain à 20°. Affusions froides prolongées sur la tête à 10° et peut-être moins, car de nombreux blocs de glace sont employés. La jeune malade ouvre les yeux et tousse à différentes reprises. Sortie du bain elle se réchauffe lentement. On peut vaincre le léger trismus et lui donner à boire.

A midi, il y a quelques papules sur la face. Nouveau bain. Température 40°1. Pouls 130. Respiration 38. L'enfant reconnaît sa mère, se débat pour sortir de l'eau où je la maintiens sept minutes. La température prise une demi-heure après le bain est de 39°4. Pouls 120. Respiration 36..

Successivement à 3 heures, à 6 heures, à 9 heures, à minuit, on lui administre quatre bains à 20°. Durant la nuit, le délire est plus tranquille. La famille a cessé les bains.

Le 6 mai, à ma visite du matin, je trouve une éruption bien sortie sur le tronc et les épaules. Température 39°7. Pouls 124. La malade accuse toujours une violente céphalée. Je demande la reprise des bains et des affusions. A 9 heures du matin et à 7 heures du soir, on administre de nouveau un bain. Durant la nuit sommeil de trois heures. Toux férine. La maladie devient normale. Le 14 mai 1887, l'enfant est guérie. Première sortie le 23 mai.

OBSERVATION III.

Rougeole hypertoxique maligne traitée par 7 bains froids,
par M. le professeur Dieulafoy. Guérison.

Au commencement de l'année 1890 une jeune fille âgée de 16 ans 1/2 est prise de rougeole paraissant normale au début. Après une période d'invasion régulière, l'éruption se montra le cinquième jour et à cette époque la fièvre était modérée et l'état général satisfaisant.

Le sixième jour l'aspect de la maladie changea complètement, la température s'éleva, le pouls monta à 130, 140 pulsations par minute. La langue devint sèche et rôtie. Les urines diminuèrent de quantité et le délire apparut. En quelques heures la rougeole était devenue maligne.

Le septième jour après une nuit d'insomnie, cet état n'avait fair que s'aggraver et le huitième jour je fus appelé en consultation pour voir la malade. A ce moment l'éruption n'existait plus qu'à l'état de vestige. La température était de 40°9. Le pouls très accéléré était irrégulier et intermittent ; le cœur était en collapsus, les urines presque totalement supprimées, la prostration et l'angoisse étaient fort accusées. En un mot la situation me paraît si grave à midi que je ne croyais pas que la malade pourrait passer la nuit. J'ajoute que je ne constatais ni broncho-pneumonie, ni gangrène, ni suppuration, en un mot aucune affection secondaire.

En présence de cette situation et bien que les règles se fussent montrées à l'état d'ébauche depuis deux jours, je proposai de plonger la malade dans un bain froid comme on le fait dans la scarlatine maligne.

La famille réfléchit, se consulta et à 5 heures du soir seulement nous autorisa à employer cette médication.

Je mis moi-même la malade dans un bain à 24°. Elle fut prise d'un gros frisson, devint livide, si bien que j'eus un moment d'inquiétude. Je fis couler de l'eau froide sur la tête et bientôt le pouls qui, avant le bain battait 150 pulsations, s'abaisse graduellement à 110 et devient plus régulier. Le bain fut maintenu sans cesse entre 23 et 24°. Au bout d'un quart d'heure la malade fut sortie de l'eau et enveloppée dans un drap. Elle s'endormit d'un sommeil calme et ne se réveilla que pour rendre une urine claire et abondante.

En présence de cette amélioration, la famille fut la première à réclamer la continuation du traitement. Un second bain fut donné à minuit, un troisième à 3 heures du matin. La température ne marquait déjà plus que 39°.

Le lendemain à 8 heures, elle ne dépassait pas 38°6.

Le deuxième jour le pouls ne remonta pas, les symptômes graves s'amendèrent. Je prescrivis encore quatre bains et le lendemain, onzième jour, la température était à 37°. Etat général très satisfaisant. La malade demandait à manger et tout danger était désormais écarté.

OBSERVATION IV.

Communiquée par M. le professeur Dieulafoy à la Société
médicale des hôpitaux.

Rougeole ataxo-adynamique traitée par 7 bains froids. Guérison.

Une enfant de 10 ans, bien constituée, très développée pour
son âge, présente le 9 mai 1890 quelques rougeurs sur la face.
L'enfant n'ayant ni malaise, ni fièvre, ni aucun autre symptôme,
dîne de bon appétit, se couche, dort bien et le lendemain matin
sa mère remarque sur le corps une éruption généralisée.

Mon ami le Dᵣ Blache, appelé auprès de l'enfant, constate
une éruption morbilliforme, le catarrhe des muqueuses est à
peine ébauché.

Cette éruption évolue régulièrement sans aucun incident
pendant deux ou trois jours et s'efface du 13 au 14 mai.

Le 16 mai on prescrit un purgatif léger, et M. Blache, vu la
bénignité des symptômes et leur fugacité, se demande si l'enfant n'a pas eu une roséole ; il lui permet de se lever et de cir-
culer dans la maison.

Le 18 dans la soirée, l'enfant est reprise de toux, de malaise
et le lendemain 19 mai, M. Blache constate du catarrhe laryngé
avec enrouement, du catarrhe bronchique avec quelques râles
sibilants et une vive rougeur de la gorge et du pharynx. Les 20,
21 et 22 ces phénomènes s'accentuent, le catarrhe oculaire appa-
raît, la fièvre est légère, la petite malade garde le lit.

Le 23 mai, apparition d'une éruption morbilleuse sur le
corps ; la fièvre jusque-là insignifiante prend rapidement une
forte intensité, la température atteint 40° à midi, 39°6 à 5 heures
du soir, 39°8 à 9 heures. Le pouls remonte à 124 pulsations, la
respiration est courte et fréquente. L'éruption tardant à se généraliser on prescrit une potion à l'acétate d'ammoniaque, on
applique des sinapismes sur les cuisses, on enveloppe les jambes
dans des bottes d'ouate. Mais la situation, au lieu de s'améliorer,
empire rapidement, la dyspnée est croissante, l'enfant est en
proie à des alternatives d'agitation et de somnolence, les urines
se suppriment presque, la rougeole revêt la forme ataxo-adyna-

mique. Le Dr Derecq, appelé pendant la nuit, constate l'état alarmant de la petite malade, prescrit des ventouses sèches et un lavement purgatif.

Sur la demande de M. Blache, nous nous réunissons le lendemain 24 mai à midi. Je constate tous les symptômes d'une rougeole maligne; éruption généralisée, face rouge et tuméfiée, agitation, anxiété respiratoire, 80 inspirations par minute, fièvre violente, 40° de température, 140 pulsations, suppression presque totale des urines.

L'auscultation fait percevoir des râles bronchiques, toutefois ce catarrhe peu intense ne peut expliquer à lui seul l'état de la malade, il s'agit d'un état toxique infectieux et le pronostic nous paraît des plus graves.

En présence de cette rougeole maligne qui vient de créer en vingt-quatre heures une situation si alarmante et qui manque de devenir plus terrible encore, nous proposons les bains froids qui, après quelques hésitations, sont acceptés par la famille.

Le premier bain est donné séance tenante à midi et demi, l'enfant ayant 40° et étant en pleine éruption. Température 25°, durée douze minutes. On pratique des affusions froides sur la tête.

Après le bain bien supporté, la malade est enveloppée dans un peignoir éponge. Une heure après, la température s'était abaissée à 39°5, la dyspnée était un peu moins intense, l'agitation moins forte et l'enfant s'endormait par instants. Mais cette légère amélioration ne se maintient pas; à 4 heures la température remonte à 40°, l'agitation et la dyspnée reparaissent et on donne à 5 heures un second bain froid à 24°. Ce bain d'un quart d'heure de durée, n'amène aucun changement notable.

A 9 heures du soir la température est de 39°8, on donne un troisième bain froid dont on abaisse la température à 23°.

Quand nous revoyons la malade à 10 heures 1/2, la situation est loin de s'améiiorer; les râles sont plus fins et plus nombreux dans le côté droit de la poitrine et nous nous demandons si le catarrhe bronchique ne va pas se compliquer de bronchopneumonie.

Confiants dans la médication par les bains froids, nous décidons de continuer ce traitement pendant la nuit; à 2 heures du matin la température de la malade était de 40°; on donne un quatrième bain à la température de 23° et d'un quart d'heure de durée. A dater de ce quatrième bain, l'amélioration se déclare ; la petite malade s'endort, la peau devient humide, la respiration est un peu moins fréquente, la température décroît progressivement, les urines reparaissent. Nous voyons la petite malade dans la matinée à 8 heures et nous la trouvons améliorée. Les complications broncho-pulmonaires que nous redoutions la veille au soir, ne sont plus imminentes. Les râles sont moins fins et moins nombreux. On donne un sixième bain à 2 heures et l'amélioration continue franchement. Un septième et dernier bain est donné à 9 heures du soir. La fièvre tombe progressivement, l'enfant dort toute la nuit d'un sommeil calme et quand nous la voyons le lendemain matin on peut dire que la convalescence commence.

En vingt-quatre heures, l'enfant a rendu un litre d'urine, la respiration est excellente, la température est normale, l'éruption pâlit.

Le lendemain la desquamation commence, l'enfant est guérie.

OBSERVATION V.

Par Eddison, *Lancet* 1875.

Scarlatine hypothermique avec angine. Guérison par les bains froids.

M. A. F..., âgée de 4 ans fut admise à l'hôpital des enfants fiévreux le 16 mai 1875, le troisième jour de sa maladie. A l'entrée, éruption intense de scarlatine sur tout le corps. L'éruption est d'une belle couleur et c'est sous tous les rapports une éruption typique. La langue est propre, rouge, humide et rugueuse du fait de la tuméfaction des papilles. Le gosier et les amygdales sont très congestionnés, mais pas tuméfiés. Il y a un peu de gonflement des ganglions sous-maxillaires du côté gauche; les bruits du cœur sont forts et nets. Pouls 144. Respiration rude. Température 38,5. La peau est relativement fraîche ; la température est prise peu de temps après un bain chaud que le malade a pris à son entrée et qui sans doute a été la cause d'une diminution de température.

Il ne semblait pas qu'on ait à craindre de l'hyperpyrexie et la température ne fut prise que le soir, moment où elle avait atteint 40,7 et où le pouls avait 151. Il battait si vite qu'on ne pouvait compter les pulsations. On ordonna immédiatement un bain, d'abord dans l'eau tiède, qu'on refroidit ensuite. La malade fut mise au bain à 8 heures 1/2 du soir. Au bout de vingt minutes la température était de 40° ; au bout d'une demi-heure de 38,3 ; vingt minutes après de 36,9 enfin après une heure de 35,3. Après le bain, pouls 120 a des intermittences ; compte à nouveau 108. Eruption de teinte livide ; quelques murmures dans la poitrine ; bruits du cœur forts et clairs. A 10 heures 45 du soir la température était de 36,7. Respiration 24. Pouls 136. A minuit température 37,7. Alimentation lactée ; pas de médicaments ni de vin ; deux selles.

Le 17 mai (quatrième jour de la maladie). Température de la nuit, 1 heure du matin 38° ; 2 heures 37,8 ; 3 heures, 39° ; 4 heures, 39,5 ; 5 heures, 40,1 ; 6 heures, 39,5 ; 7 heures, 39° ; 8 heures, 38,7 ; 9 heures, 39° ; 10 heures, 39° ; 11 heures, 39,2 ; midi, 39,1 ; 1 heure 39,2. Langue comme hier. Les râles bronchiques ont complètement disparu. Pouls 136.

A 2 heures 20, la température atteint 39,5. Nouveau bain à la température de 21° ; au bout de dix minutes 37,7 ; au bout de vingt minutes, 36,8 ; à la sortie du bain qui eut une durée de quarante minutes, la température était de 35°.

A 4 heures température 37,7 ; à 5 heures, 37,9 ; à 6 heures, 38,5. Pouls 136. Pas d'albumine dans les urines. Une selle.

Le 18. Température pendant la nuit : 1 heure, 38,5 ; 2 heures, 38,5 ; 3 heures 38,8 ; 4 heures 38,3 ; 5 heures 38,3 ; 6 heures, 38° ; 7 heures, 37,9 ; 8 heures, 37,2 ; 9 heures, 37,1 ; 10 heures 37,9. Pouls 124.

Le 19. Température à 2 heures du matin 37,7 ; à 3 heures, 36,6. Soir 37,3. Pouls 104.

Le 20. Le malade s'asseoit sur son lit. Desquamation sur la face. L'éruption pâlit rapidement. Température : le matin, 36,7 ; le soir 36,7. Pouls 108-104. Selles normales.

Le 21. Température complètement normale. Pouls 96.

Le 23. Pouls 84-76. Un peu irrégulier. Température complètement normale. Les mains desquament par larges lambeaux.

Le 25. L'enfant s'amuse avec des jouets et paraît tout à fait bien.

Le 27. Trace douteuse d'albumine dans les urines.

Le 28. Pas d'albumine dans les urines.

Le 31. Pas d'albumine dans les urines.

Le 3 juin. Pas d'albumine dans les urines.

Le 4. Le malade se lève et va bien. La diète lactée a été continuée cependant.

Le 28. L'enfant sort complètement bien. Jusqu'à ce jour on a examiné plusieurs fois les urines sans jamais trouver d'albumine.

OBSERVATION VI.

Par M. Colrat, médecin des hôpitaux de Lyon.

Scarlatine avec pneumonie. Guérison par les bains froids.

Marie Pierrette A..., 3 ans 1/2, entre à la Charité le 12 avril 1886: A eu la rougeole, il y a 1 an. Malade depuis trois jours. On constate une éruption scarlatineuse sur la face et sur le tronc. Pas d'angine, pas de ganglions, pas de diarrhée, pas d'albumine, céphalalgie, assoupissement, fièvre. Le 15 avril, la température de la malade qui oscillait les jours précédents entre 38° et 39°, monte subitement à 41°. Inappétence, insomnie, agitation. On prescrit les bains. Le 21 on constate les signes d'une pneumonie lobaire du sommet droit. Cette pneumonie a évolué en neuf jours; la défervescence a été brusque et à partir du dixième jour la température est restée normale. Il n'y a jamais eu d'albumine. C'est pendant le cours de cette pneumonie qu'ont été donnés les bains. Voici le tableau des bains avec les températures du malade et les abaissements obtenus.

	Avant le bain.	Après le bain.
16 avril, 3 heures du soir. Bain de 5 min, à 20°	41,2	40,4
— 6 — — 10 —	41,2	—
17 — 11 heures du matin. — 10 —	41,2	40,3
17 — 2 heures du soir. — 10 —	41	40,1
17 — 6 h. s. — 10 —	40,8	39°
17 — 9 h. s. — 10 —	39,3	Pas de bain.
18 — 3 h. s. — 10 —	41,3	40,2
18 — 6 h. s. — 10 —	41,2	39

						Avant le bain	Après le bain
19 —	11 h. matin.	—	10	—		40,8	39,6
19 —	3 h. s.	—	10	—		41	40,2
20 —	8 h. m.	—	10	—		40,2	38,8
20 —	6 h. s.	—	10	—		41,1	38,6
20 —	9 h. s.	—	10	—		40,6	38,8
21 —	8 h. m.	—	10	—		40,4	38,1
21 —	2 h. s.	—	10	—		40,6	38,6
21 —	5 h. s.	—	10	—		40,4	38
21 —	8 h. s.	—	10	—		40,1	37,8
22 —	8 h. m.	—	10	—		39,8	37,8
22 —	2 h. s.	—	5	—		39,4	38,6
22 —	5 h. s.	—	5	—		40,2	39,1
22 —	8 h. s.	—	5	—		40,4	38.9
23 —	9 h. m.	—	5	—		38,4	pas de bain.
23 —	5 h. s.	—	5	—		40,2	38,6

Observation VII.

Communiquée par M. Emerit, interne à l'hôpital
d'Aubervilliers.

Rougeole maligne traitée par les bains froids. Guérison.

Camille V..., 23 ans, employé de commerce demeurant boule
vard Sébastopol. Entre à l'hôpital temporaire d'Aubervilliers
le 30 juillet 1890. Antécédents héréditaires nuls, antécédents
personnels excellents, n'a jamais été malade.

A son entrée il avait une fièvre violente accompagnée d'agitation, de délire. L'éruption était très étendue et bien sortie.
La température était 40,5. Pouls 140. Respiration 48. L'état du
malade est jugé tellement grave qu'il ne faut pas songer à l'en-
voyer dans un hôpital d'isolement. Pendant la nuit cet état ne
fait que s'aggraver. Le délire augmente et la rougeole s'établit
définitivement avec tous les signes d'une hyperthermie inquiétante. On ausculte le malade et on entend au sommet gauche et
sous l'aisselle une quantité de râles fins. On ordonne des ventouses, des sinapismes et de l'alcool. Le lendemain les complications pulmonaires s'accentuent. Température 41,9. Respiration très pénible. Pouls 138.

A deux heures de l'après-midi on se décide à donner des bains.

Le premier bain est donné à 25° et on le laisse refroidir jusqu'à 20° ; sa durée est de vingt minutes.

A la sortie du bain la température était tombée à 38,9.

A 5 heures nouveau bain. La température qui, à l'entrée était remontée à 39,8, tombe à la sortie du bain, qui avait duré quinze minutes, à 38,5.

Le lendemain la température était 38,6, le pouls n'avait plus que 110 pulsations, la dyspnée avait disparu et les phénomènes pulmonaires s'étaient amendés ; le délire avait cessé, le malade dormait paisiblement et les urines était abondantes.

Le 5 août la température était devenue normale, le pouls ne battait plus que 80 pulsations, la desquamation a lieu et la convalescence aussi sans aucun accident. 8 jours après le malade sortait de l'hôpital et revenait à ses occupations.

OBSERVATION VIII.

Due à l'obligeance de M. le Dr Coffin.

Scarlatine maligne à forme comateuse traitée par les lotions froides. Guérison.

En octobre 1877, M. le Dr Coffin est appelé auprès d'une petite fille âgée de 7 ans. La jeune malade avait la figure rouge, les yeux injectés. Le pouls irrégulier oscillait entre 130 et 140 pulsations. Bien que la température n'ait pas été prise, il était facile à voir qu'on avait affaire à une scarlatine maligne à forme hyperthermique, tellement étaient prononcés les phénomènes ataxo-adynamiques.

En présence d'un état général aussi grave, M. le Dr Coffin propose de faire à l'enfant des lotions froides. Les parents hésitent, craignant les conséquences d'un pareil traitement. La gravité de la maladie ne permettait pas longtemps l'hésitation ; c'est alors qu'on se décida à appeler en consultation M. le Dr Blachez Comme son confrère, M. Blachez pense que le seul remède capable de sauver la petite malade est de l'eau froide ; il ordonne les lotions et les affusions toutes les trois heures.

Ce traitement énergique triompha de l'état désespéré de la

petite malade. Dès le lendemain, un mieux sensible se fait sentir. L'état comateux a disparu. L'enfant commence à se rendre compte de ce qui se passe autour d'elle, mais la peau est toujours brûlante et sèche et le pouls bat encore 130. Pendant toute la journée et toutes les trois heures, les lotions accompagnées d'affusions sur la tête sont continuées, de sorte que vingt-quatre heures après, la peau est devenue plus fraîche, les yeux ne sont plus injectés et brillants, le pouls est tombé à 100.

Soixante heures après le commencement de ce traitement, l'enfant va aussi bien que possible. Dans la nuit il y a eu des sueurs profuses, le pouls est tombé à 80, l'intelligence est complètement revenue, l'enfant s'intéresse aux personnes qui l'entourent et parle avec la volubilité de son âge.

Les lotions sont supprimées, la desquamation se fait, l'enfant entre en convalescence et huit jours après, c'est-à-dire quinze jours après le début de la maladie, la guérison a lieu. Actuellement la malade est bien portante.

OBSERVATION IX.

Communiquée par M. le Dr Coffin.

Scarlatine à forme ataxo-adynamique traitée par les bains froids. Guérison.

Le jeune H..., âgée de 10 ans, est atteint le 12 mars 1882 d'une scarlatine qui s'annonce dès le début comme assez grave ; l'enfant est pris de convulsions précédées d'une violente céphalalgie et de vomissements, il dort peu, sa peau est sèche. Pouls 120. Température 39°8.

Deux jours après, le 14 mars, on appelle M. le Dr Coffin qui constate l'aggravation de tous les phénomènes nerveux. L'insomnie est devenue complète, les convulsions sont plus violentes. La température est de 40°2 et le pouls bat 130. La dyspnée est intense et à l'auscultation on entend distinctement à la partie médiane de la poitrine et du côté droit un foyer de râles de broncho-pneumonie; les urines sont presque supprimées et l'érythème se généralise. Toute la surface de la langue présente une rougeur framboisée et un aspect velouté. L'angine est allée en augmentant; on constate une rougeur uniforme des piliers et des amygdales; celles-ci se sont augmentées de volume, la déglutition est douloureuse.

Frappé du succès qu'il obtint en 1877 par les lotions froides et se trouvant en face d'une situation identique, M. le Dr Coffin institua la balnéation réfrigérante.

Le 15 mars, premier bain à 26°. Durée du bain, quinze minutes. A la sortie : température 39°6. Pouls 110. Respiration moins précipitée. Les phénomènes nerveux persistent cependant.

Le 16 mars à 9 heures du matin deuxième bain. A la sortie : température 39°8, elle était à l'entrée au bain de 40°2. Le même jour à midi, troisième bain et ainsi de suite toutes les trois heures.

Le 18. La température, sous l'influence des huit bains donnés, est descendue à 38°6 et le pouls à 95. Les convulsions ont cessé ainsi que les vomissements, la langue n'est plus aussi rouge, l'angine a disparu. L'auscultation du foyer à broncho-pneumonie ne donne plus que quelques râles beaucoup moins secs. Les urines sont devenues abondantes, l'enfant urine un litre et demi par jour.

Le 19. Température normale, cessation de tous les accidents ; le jeune H... entre en convalescence.

OBSERVATION X.

Communiquée par M. le Dr Coffin.

Scarlatine hypertoxique. Guérison.

Le jeune G..., âgé de 6 ans, est atteint le 28 mars 1890 d'une scarlatine qui s'annonce bénigne dès le début. Les phénomènes nerveux sont très peu accentués. La température est de 38°5. Pouls 96. M. le Dr Coffin ne juge pas à propos de recourir à la balnéation réfrigérante. Cependant dans la nuit du 1er au 2 avril l'enfant est pris de délire, de convulsions, de vomissements, la peau est sèche la langue est rôtie. Température 40°5. Pouls 130. Dyspnée violente et signes inquiétants de forte angine : l'état est devenu grave. Nul doute qu'on se trouve en présence d'une scarlatine hypertoxique. Il n'y a plus à hésiter, M. le Dr Coffin ordonne les bains froids toutes les trois heures et dans la nuit du 1er au 2 avril on donne un premier bain de quinze minutes.

Le lendemain l'état n'a pas sensiblement varié, encore que la langue soit plus fraîche et les vomissements moins fréquents. Température 39°9. Pouls 125. Respiration 38. Le délire a persisté.

Les bains froids sont continués et aussi subitement que l'état s'était aggravé, il s'améliore. Après le huitième bain, l'enfant est pris de sueurs profuses, la langue est rosée et humide, le délire a cessé et les urines ont reparu. Température 38°6. Pouls 92. Respiration presque normale.

Le 4 avril, l'amélioration s'accentue. Température 37°5. Pouls 90. Les intervalles des bains sont plus longs, on ne les donne plus que toutes les quatre heures.

Le 5. Température 37°3. Pouls 90. Les bains sont supprimés.

Malgré une angine diphtérique et un phlegmon du cou consécutif à cette angine, l'enfant a très bien guéri.

Observation XI

Due à l'extrême obligeance de M. Humbert Mollière, médecin de l'Hôtel-Dieu de Lyon. Publiée aussi dans la thèse de M. Pollosson (Hydrothérapie dans la scarlatine).

Scarlatine hyperpyrétique. Forme angineuse. Délire. Bains froids. Guérison.

L'enfant qui fait le sujet de cette observation est un robuste petit garçon de 9 ans, le jeune Paul M...

Il n'a jamais eu d'autre maladie que la coqueluche et la rougeole. Le 29 avril 1886, il fut pris subitement de diarrhée, puis de fièvre avec délire. Pendant la nuit, son état empira si rapidement qu'en mon absence on eut recours aux conseils de mon savant collègue dans les hôpitaux, M. le Dr Bouveret, agrégé de la Faculté, qui, à première vue, pensa qu'il s'agissait d'une scarlatine: A mon arrivée, le 1er mai, je trouve l'enfant en proie à une fièvre intense avec délire violent et loquace, qui, du reste, n'a pas cessé jusqu'à la date indiquée ; de plus il ne me reconnaît pas ; ce n'est qu'à grand'peine qu'on prend sa température rectale qui monte à 41°. Je demande aussitôt à être assisté par

.mon collègue, et dans la soirée nous mettons le malade dans un bain (sept à huit minutes environ), le délire persiste. Le malade a une selle diarrhéique dans le bain, puis une seconde quand on l'essuie et une troisième dans son lit. On prescrit l'administration des bains semblables et de même durée pendant toutes les trois heures, si la température dépasse 39° à moins de menaces de syncope. Les parents exécutent notre prescription avec une confiance et une constance admirables, aucune amélioration sensible dans l'état de leur enfant n'existant pendant les deux premiers jours. Une potion légèrement opiacée arrêta la diarrhée.

Dès le 3 mai (quatrième jour de la maladie), M. Bouveret constate le début d'une angine tonsillaire ulcéreuse des plus intenses. Contre cette complication, il prescrit des badigeonnages une ou deux fois par jour avec un mélange de camphre, acide phénique, alcool et huiles d'amandes douces, et aussi avec une solution de chlorate de potasse.

Les ulcérations gagnent en profondeur, mais l'haleine n'est pas fétide. Les deux amygdales sont prises. Je prescrivis en même temps des pulvérisations avec de l'eau boriquée et des fumigations à l'eau de goudron. On insiste sur les alcooliques de toutes sortes et sur les liquides nutritifs. Dans la soirée du 4 mai, la fièvre cessa définitivement. Le traitement est continué avec une rigueur mathématique, comme dans la méthode de Brand et lorsqu'au bout de trois heures la température n'atteint pas 39° on la reprend une heure plus tard et on baigne le malade si elle dépasse le terme fixé. Dès le début les bains furent donnés à 22°. Les deux premiers jours ils furent de sept à huit minutes de durée, insensiblement ils furent abaissés à cinq minutes. Après chaque bain l'enfant boit du bouillon, du lait, du vin, du cognac avec plaisir.

Cependant, malgré une certaine diminution de l'hyperthermie, l'angine n'en continue pas moins ses progrès; très douloureuse, elle arrache des cris au malade dont le pouls très accéléré et la face très pâle nous inspirent les plus vives inquiétudes. En même temps (9 mai) on reconnut dans les urines une grande quantité d'albumine ; il en est de même le jour suivant, et l'on se demande s'il n'en était pas ainsi dès le début, car le malade, allant sous lui dans le bain, il avait été impossible de s'en assu-

rer. En présence de cette complication on donne un bain
à 26°.

Dès le 14 l'albumine a beaucoup diminué et en même temps
les symptômes graves se sont considérablement amendés. [Quel-
ques jours plus tard on ne trouvait plus d'albumine et la température se rapprochait de 38°. Nos inquiétudes furent dirigées
du côté du pharynx. Le sphacèle des amygdales faisait des progrès et vers les derniers jours de l'administration des bains ces
deux glandes avaient complètement disparu.

Le 21 mai tout danger avait disparu, les plaies tonsillaires
étaient cicatrisées et le petit malade mangeait avec avidité, il
avait repris ses forces et commençait à se lever. Il avait pris 115
bains. Nous ne lui permîmes pas, heureusement, de sortir de la
maison. Le vendredi 9 juin vers midi, l'enfant se sent tout à
coup abattu. On me fait appeler. Le petit malade a la peau
chaude ; mais ce qui frappe le plus, c'est l'intermittence très
manifeste du pouls. L'auscultation du cœur confirme l'existence
d'irrégularités des pulsations de l'organe. Mon collègue Bouveret, appelé en même temps, reconnaît un point douloureux dans
la fosse iliaque droite et insiste sur le ballonnement du ventre.
La température rectale prise avec soin ne permet plus d'hésitation sur le diagnostic. Il s'agit d'une fièvre typhoïde contractée
dans la maison et ce qui fortifie cette opinion, c'est qu'il y en a
eu un cas quelques mois auparavant et qu'il s'en est déclaré un
nouveau depuis la maladie de notre jeune client. En consé-
quence nous prescrivons la méthode de Brand dans toute sa
rigueur. Après avoir pris 39 bains, Paul M..., entre en convalescence, sort au bout d'une semaine et va passer quelques jours
à la campagne. Il a donc supporté cette seconde maladie comme
si elle n'avait été précédée d'aucune autre. Quinze jours après le
dernier bain, l'état général était des plus satisfaisants. Ce qui
prouve que le traitement héroïque appliqué à la scarlatine n'a-
vait eu qu'une influence heureuse sur l'état général, c'est que,
peu de temps après, il avait pu faire face à l'énorme dépense de
forces qu'impose à l'organisme l'élimination du poison ty-
phique.

Voici d'ailleurs le tableau des températures :

	Avant le bain	Après le bain
1 mai 6 h. 30 s.	41,3	premier bain.
— — 9 h.	41,3	38,9
2 — 11 h.	41	39,1
— — 1 h. matin	40,1	38
— — 3 h.	41,1	39,2
— — 5 h.	41,1	38,8
— — 7 h.	40,5	39,2
— — 9 h.	30,5	38,5
— — 11 h. 30 matin	40,4	39,1
— — 1 h. 25 s.	40,8	38,3
— — 3 h. 15	41	37,8
— — 3 h. 45	40,3	38,5
— — 4 h. 45	40,3	38,5
— — 8 h.	30,6	38,1
— — 9 h. 10	39,3	
— — 9 h. 30	39,4	37,8
— — 11 h. soir	39,6	38,7
3 — 12 h. 30 matin	40,3	38,7
— — 2 h.	40,4	38,8
— — 3 5. 30	39,5	38,1
— — 5 h. 15	39,7	38
— — 6 h. 45	39,7	38,1
— — 8 h. 15	39,3	37,9
— — 9 h. 45	39,5	37,2
— — 11 h. 15	39	37,9
— — 15 h. 45 soir	39,4	38,1
— — 2 h. 15	39,5	37,7
— — 3 h. 45	38,8	37,1
— — 5 h. 30	39,2	36,2
— — 7 h. 15	39,4	37,7
— — 8 h. 45	39,4	37,8
— — 10 h. 30	38,7	38,4
4 — 12 h.	39,4	38,3
— — 1 h. 30 m.	39,3	38,3
— — 3 h. 30	39,6	36,9
— — 5 h. 40	39,9	38
— — 7 h.	39,2	38,4
— — 9 h.	39,1	37,8
— — 10 h. 30	39	38,2
— — 12 h.	39,3	37,5
— — 1 h. 32 s.	38.3	
— — 2 h. 30	39,2	37,5
— — 4 h.	38,2	
— — 5 h. 30	39,7	38,2
— — 7 h.	37,9	
— — 8 h. 30	39,4	37,4
— — 11 h.	39	37,8
5 — 1 h. 15 matin	39,1	37,9
— — 3 h	39,2	37,9
— — 5 h.	39,4	38,6
— — 7 h.	39,3	38
— — 9 h.	39,1	36,8
— — 11 h.	39,1	37,1
— — 1 h. 20 soir	39,2	38,2
— — 3 h. 20	39,3	
— — 5 h. 30	39.2	37,5
— — 8 h. 40	39,2	36,2
— — 11 h. 30	39,5	37,8
6 — 8 h. 15 matin	39,1	37,5

	Avant le bain	Après le bain
— — 12 h. 30 soir	39,2	38,2
— — 3 h. 30	39,1	38
— — 6 h. 30	39,1	38,4
— — 9 h. 25	40,1	38,4
— — 11 h.	39,3	38,2
7 — 1 h. 30 matin	39,4	38,2
— — 3 h. m.	39,1	37,9
— — 9 h. 45	39,2	38
— — 3 h. s.	39,1	37,8
— — 7 h. 30	39,1	38,3
— — 9 h. 55	39,3	38,1
8 — 12 h. 30 matin	39,3	37,9
— — 7 h. 30	39,5	37,8
— — 11 h. 30	39,5	38,4
— — 2 h. s.	39,5	38,2
— — 4 h.	39,3	38,6
— — 6 h. 45	39,5	38,6
— — 9 h. 30	39,5	38,3
9 — 12 h.	39,3	37,9
— — 2 h. 30 matin	39,4	38,1
— — 4 h. 20	39,3	38
— — 9 h. 20	39,6	38,4
— — 12 h. 30	39,2	38,3
— — 5 h. 30 s.	37,4	37,6
— — 7 h. 30	39,4	38,4
— — 11 h. 50	39,6	38,3
10 — 3 h. 10 matin	39,7	38,5
— — 11 h.	39,7	38,5
— — 1 h. 35 s.	39,7	38,3
— — 6 h.	39,7	38,7
— — 9 h.	39,8	38,6
11 — 12 h-	39,9	38,5
— — 2 h.	39,5	38
— — 6 h. matin	39,6	37,7
— — 12 h. 45	39,7	38,2
— — 2 h, 30 s.	39,5	37,7
— — 4 h. 30	39,9	39,3
— — 8 h. 30	39,9	38,6
— — 10 h. 15	39,9	37,4
— — 12 h. 45	39,5	38,1
12 — 2 h. 45 matin	39,7	38,3
— — 5 h. 30	39,4	37,9
— — 1 h. 30 s.	39,6	38,6
— — 5 h, 30	39,8	38,2
— — 9 h.	39,7	38,3
— — 11 h. 30	39,7	
13 — 12 h.	39,8	38,3
— — 2 h. matin	39	
— — 3 h.	39,3	
— — 4 h.	39,5	37,5
— — 1 h. s.	38,9	
— — 10 h. s.	38,6	
14 — matin	38	s. 38
15 — matin	37,2	38,2
16 — matin	37,4	38
17 — matin	37,4	38,1
18 — matin	38,4	37,8
19 — matin	37,6	38,2
20 — matin	37,5	
21 — matin	37,6	

Observation XII.

M. Duponchel, professeur-agrégé du Val-de-Grâce, avait deux
superbes observations de rougeoles malignes traitées par les
bains froids et guéries. Malheureusement il n'a pu nous les
communiquer. Il a jugé bon cependant de nous donner connaissance d'un fait qui, nous estimons, pourra sinon détruire au
moins atténuer les craintes puériles contre le froid dans la
rougeole.

En 1875, dit M. Duponchel, j'étais en garnison dans un petit
poste d'Algérie, situé sur les hauts plateaux de la province de
Constantine à une altitude qui dépassait mille mètres. C'était
en hiver, et il faisait une température très comparable à celle de
nos régions pendant cette saison. Au milieu de la nuit, on
amène à mon ambulance un soldat que l'on avait trouvé étendu
sans connaissance sur le bord d'un chemin. Cet homme m'apprit
plus tard, qu'il s'était égaré dès le matin, n'ayant pu suivre à
cause de la fatigue qu'il éprouvait, le petit détachement dont
il faisait partie. Il était donc resté exposé à un froid vif pendant
un grand nombre d'heures. Au moment de son arrivée à l'ambulance, il était dans un état comateux des plus inquiétants ; je
parvins cependant après de longs efforts à le ranimer, et quelle
ne fut ma surprise quand je m'aperçus qu'il présentait une
éruption rubéolique des plus nettes. Cette rougeole traversée
par un incident, qui, de prime abord semblait devoir être si
compromettant, évolua très simplement et sans complication
chronique grave. Et M. Duponchel ajoute:
Voilà un fait qui me paraît de nature à diminuer les craintes
des médecins qui redoutent si vivement l'action du froid sur les
malades atteints de rougeole. Il m'a vivement frappé à l'époque
déjà lointaine où je l'ai observé.

OBSERVATION XIII.

Due à l'extrême obligeance de M. Armand Siredey,
médecin des hôpitaux.

*Scarlatine hyperthermique avec délire traitée par les lotions froides.
Guérison.*

Mademoiselle Berthe M..., âgée de 20 ans, réglée à 14 ans,
jeune fille anémique et très nerveuse, est prise le 11 mai 1890
des premiers symptômes d'une scarlatine maligne ; fièvre intense, maux de gorge. Sa sœur était soignée pour la scarlatine
depuis 8 ou 10 jours. Dès le 11 mai, Mlle Berthe M...éprouva de
l'abattement, eut des tendances syncopales avec délire. On appelle le médecin qui constate une température de 40°6. Le pouls
bat 120 à 130 pulsations. Le lendemain matin, la température
reste la même, le soir elle atteint 41°5 et le pouls bat 180 pulsations. En présence d'un état aussi grave, le médecin prévient
M. le docteur A. Siredey parent de la malade. En attendant, il
ordonne des lotions froides toutes les deux heures. Ces lotions
sont données à la température de la chambre et additionnées
d'un peu de vinaigre. Après chaque lotion, la malade est enveloppée dans une couverture de laine.

Vingt-quatre heures après le début de ce traitement, la température est tombée à 40°4 et le pouls bat 140. La langue est
toujours sèche, le délire persiste et l'érythème scarlatineux est
absolument généralisé. On continue les lotions ; et le mercredi
14 mai, une amélioration sensible se fait sentir. M. A. Siredey
voit la malade à 2 heures du matin. Le pouls est de 39°8, la langue est encore sèche. Il existe une légère trémulation des doigts
avec soubresauts des tendons, néanmoins le délire paraît avoir
disparu. La malade reconnaît son parent et rend assez bien
compte de ce qu'elle éprouve.

Rien à l'auscultation du cœur malgré les tendances syncopales. Un peu d'albumine dans l'urine.

En raison de l'amélioration survenue dans l'état de la malade
et des difficultés matérielles pour l'emploi des bains froids,
M. le docteur A. Siredey est d'avis de continuer les lotions

froides dans les mêmes conditions. La malade est soumise à la diète lactée et on lui donne une potion tonique.

Le 15 mai, la température n'est plus que de 38°6. On ne fait plus les lotions que toutes les quatre heures ; il n'y a eu d'ailleurs qu'un peu de délire dans la nuit. La trémulation des doigts et les soubresauts des tendons ont disparu. Le 16 mai on ne fait plus que deux lotions par jour. En raison de la dispari_ tion complète de l'hyperthermie, et de tous les phénomènes nerveux, les lotions sont supprimées le 17 mai.

A la fin de mai, la desquamation s'achevait et la convalescence eut lieu. La jeune malade se porte très bien et n'est affligée d'aucune complication ni cardiaque, ni rénale.

OBSERVATION XIV.

Communiquée par M. le docteur Humbert Mollière, médecin des hôpitaux de Lyon.

Scarlatine grave à forme hyperthermique avec délire. Traitement par les bains froids. — Guérison.

Jeanne A..., âgée de 10 ans, est atteinte de scarlatine très grave arrivée à sa période d'état. La fièvre est intense. Le pouls bat très fort. Les phénomènes cérébraux et ataxo-adynamiques très accusés font redouter une méningite. Le 3 avril M. le docteur Miclly, de Lyon, ordonne les bains froids selon la méthode de son maître, M. Humbert Mollière. Le 23 avril 1889 l'enfant guérit et jouit en ce moment d'une parfaite santé. Voici le tableau des températures :

	Avant le bain	Après le bain		Avant le bain	après le bain
3 avril 11 h. soir	39,8	38,9	— — 3 h. s.	39,8	38,4
— — 3 h. m.	39,3	38,1	— — 6 h. s.	39,7	38,3
— — 6 h.	39,3	37,7	— — 9 h. s.	39,8	38,9
— — 11 h. m.	39,3	38,8	— — 12 h. s.	39,5	38,9
— — 2 h. s.	39,5	28,4	7 — 3 h. matin	37,8	38,4
— — 7 h. s.	39,5	38,4	— — 6 h. m.	39,5	38,1
— — 10 h, s.	39,4	38,4	— — 9 h. m.	39,4	38,1
6 — 1 h. m.	39,6	38,8	— — 12 h. matin	39,6	38,9
— — 4 h. m.	39,3	38,5	— — 4 h. s.	39,7	38,7
— — 7 h. m.	39,3		— — 7 h. s.	39,7	38,7
— — 9 h. 1/2	39,3	38,3	— — 10 h. s.	40	38,7

	Avant le bain	Après le bain
8 — 1 9. m.	39,7	39,7
— — 4 h. m.	39,7	58,7
— — 7 h. m.	39,8	37,8
8 — 9 h. 1/2 mat.	39,8	37,9
— — 12 h. 1j2 m.	39,8	38,3
— — 3 h. 1/2 .	39,5	37,5
— — 7 h. s.	39,0	38,2
— — 10 h. s.	39,9	38,2
9 — 1 h. m.	40,1	38,5
— — 4 h. m.	40,1	38,5
— — 7 h.	39,0	37,9

L'enfant se plaint de douleurs à la poitrine. Respiration plus difficile, on cesse les bains. On donne un lavement.

9 avril 10 h. matin. — Avant 40"1 après 38,7.

— 11 h. matin avant lavement 39.6 après 38,7.

Le docteur constate que le poumon droit est congestionné partiellement. Il prescrit la continuation des bains.

	Avant le bain	Après le bain
9 avril 2 h. 1/2	40,2	38,4
— — 5 h. 1/2	40,2	38,4
— — 7 h. 3/4	40,4	39,4
— — 2 h. m.	40,2	39,4
10 — 2 h. m.	40,1	39,4
— — 5 h.	40,1	37,8
— — 8 h.	39,8	38,2
— — 11 h.	39,5	38,2
— — 2 h. s.	39,8	38.7
— — 5 h.	39,9	39
— — 7 h.	39,6	39
— — 9 h. 1/2	39,9	39,1
11 — 12 h. m.	39,9	38,7
— — 3 h.	39,9	38,3
11 — 6 h. m.	39,9	38,9
— — 9 h.	39,3	38,1
— — 11 h.	39,2	38
— — 2 h. s.	39,5	37,9
— — 4 h.	39,6	38,6
— — 7 h. 3/4	39,7	38,5
— — 9 h. ¼	39,9	38,6
12 — 6 h. m.	39,2	38,3
— — 9 h 1/2	39,2	37,4
— — midi	39,2	37,4
— — 3 h. s.	39,2	37,2

	Avant le bain	Après le bain
— — 7 h. 1/2	40	38,1
— — minuit	40	38,7
13 — 2 h. 1/2 m.	40	38,8
— — 5 h. 3/4	39,7	38,7
— — 9 h. 1j4	39,3	37,6
— — midi	39	37,2
— — 7 h. 1j2 s.	38,9	38,1
— — 10 h. 1j2 s.	39	38
14 — 1 h. 1j2 m.	39,1	37,9
— — 5 h.	39	37,7
— — 8 h.	39,3	37,7
— — midi	39,2	37,7
— — 3 h. 1j2 s.	39,3	37,7
— — 6 h.	38 8	37,7
— — 9 h. 1j2	39	36,9
15 — 8 h. m.	39	37,4
— — 6 h. s.	39,1	38,3
16 — 5 h. m.	39,5	38,4
— — 10 h. 1j2	39,8	38,6
— — 2 h. s.	39,5	37,9
— — 5 h.	39,3	38,2
— — 4 h. s.	39,2	37,4
— — 11 h.	39,3	38.3
17 — 5 h. m.	38,8	37
— — 11 h. m.	39,2	36,7
Cessation des bains		
— — 3 h. 1j2 s. Tempér.		38,7
— — 6 h. 1j2	—	38,5
— — 10 h.	--	39,2
18 — 1 h. m.	—	38,3
— — 2 h.	—	38,4
— — 3 h. 1j2	—	38,5

5 heures du soir avant le lavement la température est de 38,3; après elle tombe à 37,3.

18 — 6 h. s. Tempér.		38,2
— — 8 h.	—	38,3
— — 10 h.	—	38,3

Le 19 avril la température oscille entre 38,5 et 37,5.

Le 20 avril la température ne monte pas au delà de 37,4.

Le 21, 22, 23 avril elle se maintient toujours à 37,4 environ.

Lorsque M. Humbert Mollière, sur la demande de M. le docteur Mielly, vit la jeune fille, l'éruption n'avait fait que paraître pour disparaître presqu'aussitôt. Immédiatement après le premier bain, l'éruption reparut et dura cinq ou six jours au moins. Les urines de la petite malade ont contenu de l'albumine en grande quantité et pendant très longtemps.Le début de cette complication datait de cinq ou six jours après la visite de M. Mollière. Pendant qu'elle était aux bains elle a été prise d'une bronchite congestive très intense. Grosses et fines bronches étaient prises. On continue les bains moins froids qu'auparavant. La défervescence a été lente à se produire à cause des accidents bronchitiques et d'une angine gangréneuse très grave. En somme, c'est une des scarlatines *les plus graves* qu'on puisse voir.

CONCLUSIONS.

1° Les rougeoles et scarlatines malignes à forme hyper-thermique et ataxo-adynamique, réclament impérieuse-ment le traitement par la balnéation réfrigérante.

2° Les bains froids à 20 degrés doivent être préférés aux affusions et lotions qui agissent avec moins d'efficacité et dont il est plus difficile de régler l'action.

3° Les bains fréquents doivent être préférés aux bains très longs.

4° Les bains froids sont d'une très grande efficacité pour le rétablissement de la fonction urinaire.

5° Les bains froids ont une action favorable sur la bron-chite, la broncho-pneumonie et la pneumonie.

Paris. — A. PARENT, imprim. de la Faculté de médecine
A. DAVY, successeur, 52, rue Madame.